LIBÉRATION LATÉRALE ET INFÉRIEURE

DU

MÉAT URINAIRE

DANS LE TRAITEMENT

DE L'INCONTINENCE ESSENTIELLE D'URINE

CHEZ LA FEMME

(Opération nouvelle)

PAR

LE DOCTEUR HENRI FISCHER

PARIS

IMPRIMERIE DE LA FACULTÉ DE MÉDECINE

HENRI JOUVE, ÉDITEUR

15, rue Racine, 15

1897

LIBÉRATION LATÉRALE ET INFÉRIEURE

DU

MÉAT URINAIRE

DANS LE TRAITEMENT

DE L'INCONTINENCE ESSENTIELLE D'URINE

CHEZ LA FEMME

(Opération nouvelle)

PAR

LE DOCTEUR HENRI FISCHER

PARIS

IMPRIMERIE DE LA FACULTÉ DE MÉDECINE

HENRI JOUVE, ÉDITEUR

15, rue Racine, 15

1896

A mon vénéré Maître
LE DOCTEUR Théophile ANGER
Chirurgien de l'Hôpital Beaujon

LIBÉRATION LATÉRALE ET INFÉRIEURE

DU

MEAT URINAIRE

DANS LE

TRAITEMENT DE L'INCONTINENCE ESSENTIELLE D'URINE CHEZ LA FEMME

(Opération nouvelle)

PAR

LE DOCTEUR HENRI FISCHER

L'incontinence d'urine essentielle est une affection fréquente chez la femme ; sa pathogénie est très obscure ; elle peut-être complète ou incomplète. Dans l'incontinence complète l'urine s'écoule constamment goutte à goutte, le réservoir vésical restant vide : dans l'incontinence incomplète la vessie retient une certaine quantité de liquide, mais le moindre effort, toux, rire, éréthisme génital, suffit à faire écouler une quantité plus ou moins grande d'urine.

Nous ne rangeons point sous le nom d'incontinence essentielle celle qui dépend d'une tumeur, d'une déviation utérine ou d'un état pathologique tel que : épilepsie, myelite, paraplégie, débilité sénile, ou une affection vésicale quelconque.

L'incontinence d'urine essentielle est l'écoulement habituel, fréquent, inconscient, indolore de l'urine ; nous éliminons par notre définition, l'écoulement nocturne d'urine chez les petites filles, qui cesse souvent spontanément au moment de la puberté ; d'ailleurs il est justiciable du même traitement chez les jeunes filles qui continuent d'en être affectées après leur formation. Cette maladie, avons-nous déjà dit, est assez fréquente, elle est une source de chagrin et de désespoir pour les malheureuses femmes qui en sont atteintes, qui, même dans certains cas, deviennent par leur odeur un objet de dégoût et d'horreur pour les personnes qui les approchent ; elle les empêche également de vaquer à des occupations rémunératrices, car on ne les garde nulle part ; les devoirs conjugaux surtout deviennent pour ces malheureuses une source intarissable d'ennuis et de mortifications ; elles en arrivent rapidement à s'apercevoir qu'elles ne sont supportées par leurs maris que par devoir. On a employé, sans succès d'ailleurs, contre cette affection une infinité de moyens thérapeutiques, dont la richesse même est un aveu d'impuissance ; la liste en serait longue à énumérer et surtout inutile, nous ne parlerons que de ceux, rares, il est vrai, qui ont donné quelques résultats, ce qui a fait dire à Rochard que, chez l'adulte, l'incontinence d'urine était incurable. L'électricité directe, chez les hommes seulement toutefois, a été suivie de quelques succès, entre les mains de Thompson, de Mac-Gill, de Guyon ; mais chez les petites filles et les femmes, dont nous nous occupons spécialement dans ce travail, elle n'a pas donné d'excellents résultats à cause de l'ignorance dans laquelle se trouve le praticien du point précis à électriser. Nous ne ferons que mentionner la méthode du Dr Sænger, qui consiste à masser en tous sens l'urèthre et le col vésical au moyen d'une sonde ordinaire de femme introduite dans la vessie ; elle n'a donné lieu qu'à peu de succès durables.

Stumpf a, lui aussi, obtenu quelques résultats, dans l'incontinence nocturne d'urine, en faisant coucher ses malades les hanches élevées au moyen d'oreillers, la tête basse, afin de soulager la vessie de la pression intra-abdominale, et de permettre une grande accumulation de l'urine dans ce réservoir, sans presser sur le col, ni envahir l'urèthre.

Ce médecin attribue la cause efficiente de l'incontinence nocturne à quelques gouttes d'urine, qui en tombant de la vessie dans l'urèthre réveillent l'acte réflexe, qui amène l'évacuation complète et instantanée de la vessie, il est à peine utile d'ajouter que ce procédé est inefficace contre l'incontinence diurne.

Dans un cas d'Albarran, publié en décembre 1895, on voit ce chirurgien réussir à guérir une malade d'une incontinence provoquée par une adhérence anormale de la vessie à l'utérus qui faisait bailler le sphincter, en libérant seulement la vessie de l'utérus.

Pierre Delbet obtint également un résultat favorable en 1896, chez une femme dont la colonne antérieure du vagin avait été détruite par un accouchement laborieux, en pratiquant la simple colporrhaphie antérieure qui amena la cessation de l'incontinence.

Nous allons maintenant parler d'une opération simple, facile, réussissant dans la plus grande majorité des cas, que nous avons déjà pratiquée une dizaine de fois sans un seul insuccès. qui nous a été inspirée par les travaux des chirurgiens américains Fest et Tod Gilliam, de Columbus, Ohio. Ces praticiens ont remarqué que l'incontinence dite essentielle était presque toujours due à des adhérences de l'urèthre avec les organes voisins empêchant le méat d'obéir à la volonté. Les deux opérations françaises que nous venons de relater viennent encore à l'appui de cette opinion ; le siège cependant de l'adhérence est plus spécialement vulvaire, et consiste en une bande anormale de tissu partant des côtés de la partie inférieure de l'urèthre pour aller se perdre de chaque côté de la vulve. Il suffit pour la découvrir d'étaler et de tendre la région du méat, on voit alors facilement la bride que l'on peut sentir avec le doigt, qui, à la vérité toutefois, dans certains cas, peut n'être que rudimentaire, mais, qui n'en est pas moins la cause efficiente de l'affection, peut-être même par simple action réflexe.

Décrivons maintenant la façon dont nous pratiquons cette petite et si utile opération : « Le pénil et la vulve rasés, le vagin et la vulve aseptisés comme dans toute opération sur les organes génitaux urinaires d'ailleurs. la malade mise dans le décubitus dorsal, les jambes relevées tenues écartées par des aides ou par une béquille de Clover dans le cas où l'on ne disposerait pas d'un personnel suffisant, on incise de chaque côté du méat urinaire verticalement la muqueuse vaginale, dans une étendue de deux à trois centimètres, on prolonge cette incision de 3 à 4 centimètres dans le vagin, dans la direction du col, parallèlement à la direction de l'urèthre que l'on ne doit pas entamer, puis on excise en dehors de cette incision et dans toute son étendue une petite bande de muqueuse vaginale d'un centimètre de large, ce que ne font pas les Américains, à tort selon nous, car c'est ce qui, dans tous les cas, assure la réussite opératoire ; ensuite on résèque la bride uréthro-vulvo-vaginale ; on enlèverait, s'il y avait lieu, la partie de l'hymen ou des débris de l'hymen correspondant à l'aire opératoire ; on suture, après isolément, chacune des lèvres de la diérèse à la soie fine, pour éviter la réunion consécutive des surfaces cruentées, qu'on laisse cicatriser séparément en interposant entre les surfaces de section un morceau de gaze iodoformée, ce qui est important, car leur réunion compromettrait grandement le résultat de l'opération, si elle n'amenait pas même un échec complet ; on bourre le vagin de gaze iodoformée. La malade est sondée 3 fois en 24 heures pour éviter la contamination de la plaie par l'urine, on la maintient au lit 2 à 3 jours. Pendant 3 à 4 semaines on renouvelle tous les jours le pansement, en surveillant attentivement la cicatrisation, afin d'empêcher la réunion de la plaie.

Cette petite opération, simple, facile, nullement dangereuse, à la portée du plus humble des praticiens, réussit presque toujours comme nous l'avons déjà dit ; mais quel est le mécanisme de la guérison nous dira-t-on ? Nous ne saurions le dire exactement. Cette opération agit probablement comme celle de Sims dans le vaginisme, en sectionnant des fibres nerveuses, en s'opposant à leur réunion et en diminuant consécutivement l'hyperesthésie vulvaire, de plus elle libère le méat qui revient sous la dépendance de la volonté, et, plus indépendant de l'orgasme vénérien ou même du simple éréthisme ; elle n'agit certainement pas, comme on serait tenté de le supposer à priori, en resserrant le méat, en diminuant son calibre, nous savons d'ailleurs, que, dans quelques cas, cet organe extrêmement dilaté, a été employé, dans l'absence congénitale du vagin, à la copulation, sans gêner sa fonction urinaire ni amener le moindre symptôme d'incontinence, comme nous en avons observé un cas dans notre clientèle où nous avons sans trop de difficultés établi un vagin utile ; nous en avions du reste déjà observé un cas similaire, dans le service d'un de nos maîtres le Dr Théophile Anger, à Beaujon en 1890 et pour lequel cet éminent chirurgien reconfectionna également un vagin.

Cette opération nouvelle, que nous nommerons *libération latérale et inférieure du méat*, facile, nullement dangereuse, est appelée à rendre de grands services aux malheureuses atteintes de cette triste infirmité : elle consiste essentiellement à libérer latéralement et inférieurement le méat de ses attaches vulvo-vaginales, à réséquer une partie de la muqueuse afin d'en assurer l'indépendance et empêcher l'agglutination des surfaces cruentées, que l'on suture séparément, et à enlever s'il y a lieu, la bande uréthro-vulvo-vaginale. Elle peut être aussi bien employée contre l'incontinence nocturne rebelle, que contre l'incontinence essentielle, complète ou incomplète. Il est à peine utile d'ajouter que la malade doit être anesthésiée.

Nous allons maintenant décrire succintement quelques-unes de nos observations personnelles ayant trait à ce sujet.

OBSERVATION I

Mme de T..., 33 ans..., réglée à 13 ans. Sans antécédents pathologiques notables. Atteinte depuis son enfance d'incontinence d'urine dont aucun moyen thérapeutique n'a pu la débarrasser. Vient nous consulter en février 1896 pour un volumineux kyste de l'ovaire ; elle nous parle aussi à ce moment de son incontinence que nous mettons sur le compte du kyste, lui assurant qu'après l'ovariotomie elle serait débarrassée de son infirmité. Nous pratiquons l'ablation du kyste dans les derniers jours de février. La guérison fut normale, sans incidents. L'incontinence persiste toutefois. La malade, très peinée, parle de suicide, regrette de s'être laissée opérer, etc., etc. Fin avril, nous lui pratiquons la « *libération du méat* », qui fut suivie du plus brillant succès. Depuis cette époque, Mme de T... est guérie de son incontinence ; elle « revit », selon son expression.

OBSERVATION II

Miss Amy S..., américaine, jeune et jolie fille de 20 ans, jouissant de tous les avantages et de toute la considération attachés à une grosse fortune, mais néanmoins d'un naturel triste, nerveux, hypochondriaque, à cause d'une incontinence dont elle souffre depuis des années. A été soignée un peu partout, par tout le monde ; a employé sans résultats successivement la belladone, la strychnine, les bromures, les douches, le massage, la suggestion, la méthode de Stumpf, etc., etc. A été traitée pour la neurasthénie et pour son incontinence par un abbé célèbre qui lui appliqua l'hydrothérapie sous toutes les formes. Vient nous consulter en mai 1896 sur les instances d'une de ses amies à laquelle nous avions pratiqué une iridectomie pour glaucome en 1894. Nous lui proposons l'opération, qu'elle accepte avec joie et que nous lui pratiquâmes quelques jours plus tard, après ses époques. La guérison fut complète, elle s'est maintenue depuis.

Nous avons revu cette demoiselle, il y a quelques jours, au commencement de décembre, absolument transfigurée à tous les points de vue. Sa nervosité même a complètement disparu.

OBSERVATION III

Marie B..., repasseuse, 29 ans, 2 enfants morts-nés en 1890, une fausse couche en 1894 suivie de pelvi-péritonite; pâle, anémique, usée par les privations, l'abus du café et des spiritueux, facies faubourien vulgaire... A été, à ce qu'elle raconte, soignée à la Charité pour hystérie convulsive, elle aurait même été suggestionnée ! — Vient nous voir en février 1896, à notre clinique, pour une métro-vaginite blennorrhagique avec inflammation consécutive des annexes. Nous lui prescrivons le repos au lit et des injections chaudes antiseptiques pendant un mois et le repos local. En avril 1896 l'état des annexes et de l'utérus est très heureusement modifié. Nous lui pratiquons un curettage vers le milieu d'avril qui met fin à ses troubles métro-vaginaux. Guérie de sa blennorrhagie, elle nous parle de « sa maladie, » elle désignait ainsi l'incontinence dont elle souffrait depuis la puberté, nous demandant si elle devait reprendre ses douches et son bromure. Nous lui pratiquons en mai « la libération du méat » qui fut également suivie du meilleur résultat.

OBSERVATION IV

Henriette L..., institutrice, 30 ans, forte fille, jouissant d'une santé luxuriante, n'ayant jamais été malade, si ce n'est dans son enfance d'une rougeole bénigne. Nullement nerveuse, n'a pas osé se marier bien qu'elle eût trouvé de nombreuses occasions, à cause d'une incontinence d'urine datant de sa plus tendre enfance et ayant résisté à toutes les tentatives thérapeutiques. Elle vient nous demander conseil à ce sujet en juin 1896 : nous lui proposons une intervention qu'elle accepte avec reconnaissance, mais qu'elle recule jusqu'aux vacances, n'étant libre qu'à ce moment. L'opération fut pratiquée avec succès dans les premiers jours d'août; depuis la guérison s'est maintenue complète et ininterrompue.

Nous ne fatiguerons point le lecteur par une énumération sèche et fastidieuse de nos autres observations qui se ressemblent d'ailleurs par plus d'un point; nous dirons seulement que depuis ces 4 observations nous avons pratiqué 6 nouvelles opérations dans des cas similaires et avec le même succès.

Paris. — Imprimerie Henri JOUVE, 15, rue Racine.